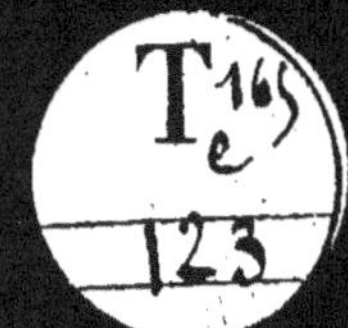

LE

SANATORIUM DU VERNET

Par le docteur Raoul BRUNON,

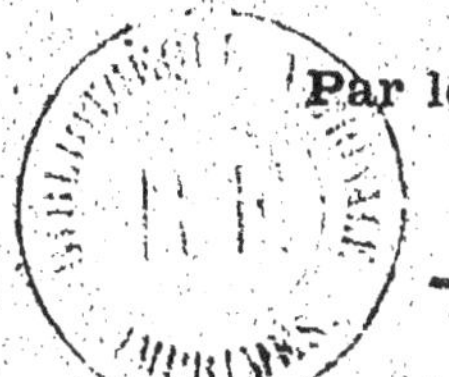

Professeur à l'Ecole de Médecine,
Médecin des Hôpitaux.

(Extrait de la *Normandie médicale*, 1er novembre 1891)

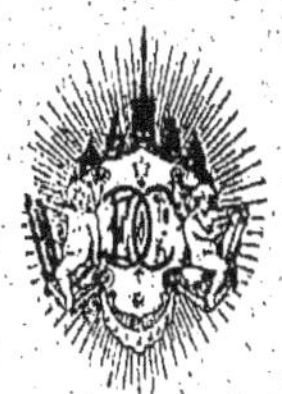

ROUEN

Imprimerie Emile DESHAYS et Ce

58, rue des Carmes, 58

1891

TRAITEMENT DE LA TUBERCULOSE

—

LE SANATORIUM DU VERNET

Grâce à sa situation exceptionnelle, le Vernet a de tout temps été une station admirablement aménagée pour un traitement d'hiver; mais les modifications considérables qui ont été faites, ou qui sont en voie de préparation, vont en faire un établissement spécial appelé, croyons-nous, à rendre les plus grands services aux tuberculeux et aux médecins français.

Notre Confrère M. le D⁬ Sabourin, ancien interne des hôpitaux de Paris et médecin-directeur du *Sanatorium*, nous a donné à ce sujet tous les renseignements que nous lui avons demandés. Il a bien voulu nous guider dans l'établissement et nous montrer en particulier dans quelle direction et dans quelle proportion les constructions nouvelles vont s'étendre.

Jusqu'ici, et pour le moment, les malades ont été installés dans des galeries vitrées, ouvertes ou fermées à volonté, mais ces galeries font corps avec les bâtiments de l'établissement thermal ; dans quelques semaines, le *Sanatorium* va être complètement séparé de l'ancien Vernet et les tuberculeux auront leurs galeries, leurs promenades, leur hôtel, en un mot, tout un département spécial pour eux. C'est là un point très important à noter et qui n'était pas signalé, à notre connaissance, dans les rares occasions où on a parlé du Vernet.

Quand on va de la place du village vers l'établissement, on trouve encore aujourd'hui, sur la gauche, *les thermes Mercader.* Ces bâtiments vont tomber et ils seront remplacés par un hôtel spécial pour les malades. Au-dessus de cet hôtel, on trouve, sur la pente du contre-fort, le jardin d'hiver, sillonné d'allées en pentes douces et parsemé de galeries vitrées, spécialement aménagées pour les malades spéciaux. Un peu plus haut encore, un second hôtel s'élèvera, flanqué de nouvelles galeries qui existent dès maintenant. Il nous paraît difficile de réunir avec plus de bonheur toutes les qualités qu'on doit demander à un jardin d'hiver ; les palmiers, les eucalyptus, les lauriers-roses poussent en pleine terre ; le soleil y rayonne en permanence ; les coups de vent y sont arrêtés; le flanc de la montagne sert de réflecteur aux rayons chauds ; enfin, les promeneurs ont devant eux un panorama superbe formé par le village du Vernet, la vallée, et au-delà les pentes abruptes du Puig de las Falgouses. C'est un spectacle dont on ne se lasse pas, surtout quand on est du Nord et peu habitué aux paysages lumineux et ensoleillés.

Le village du Vernet, blotti dans un pli de terrain, comme la plupart des villages des Pyrénées-Orientales, avec ses toits de tuiles, ses maisons qui semblent recuites et dorées par le soleil, forme à une petite distance une masse qui attire et repose la vue.

Dans ce milieu fort agréable pour des gens bien portants, quelle vie vont mener les malades ? La vie qui leur est faite n'a rien de pénible et le système français a su modifier tout ce que le mot de *Sanatorium* pouvait évoquer d'inquiétant.

En Allemagne, les malades sont gardés à vue et soumis à une discipline de maître d'école. A Davos, ils errent en liberté et ne se réunissent que pour prendre leurs repas. Au Vernet, la discipline prend un sage milieu. Voici ce que M. Sabourin demande à ses malades :

Vivre au grand air et à l'ombre ;
Eviter toute fatigue ;
Dormir dans une chambre constamment aérée ;
S'alimenter largement ;
Discipliner sa toux.

Si nous ne nous trompons, on ne prend pas de médicaments au *Sanatorium*.

Dès que le malade arrive, il doit se munir de sabots, les vulgaires galoches de bois. M. Sabourin attache une importance très grande à ce détail, et il lui attribue ce résultat que, pendant l'hiver de 1891, qui a été si rude, même au Vernet, pas une personne sur 70 pensionnaires n'a eu un simple rhume.

A son entrée dans le *Sanatorium*, le pensionnaire est mis au courant de la discipline intérieure. Suivant les cas, il aura la liberté de se promener dans le parc, ou il devra garder le repos la plus grande partie de la journée. Mais toujours, il devra se trouver « à la cure » à certaines heures de la journée. Aller à la cure, suivant l'expression consacrée, c'est s'installer dans une des galeries vitrées dont nous avons parlé. Dans ces galeries, le malade trouve une chaise longue en osier ; là, il s'étend, les pieds enveloppés d'une couverture de laine ; il a une table à sa disposition.

Si le soleil rayonne vers les galeries, les malades sont protégés par un rideau, car il est spécialement prescrit de vivre *à l'ombre*. C'est là un point capital dans les recommandations du médecin.

Si le soleil n'atteint pas les galeries, les malades ont pour se distraire le panorama splendide de la montagne. En tout temps, la lecture, les jeux, la conversation, le changement à volonté d'une galerie à l'autre.

Enfin, au Vernet comme en Allemagne, le malade apprend à ne pas tousser inutilement, c'est-à-dire à ne tousser que pour expectorer. Tous ceux qui ont visité des *Sanatoria* ont été frappés de ce fait, en apparence paradoxal.

Cette journée toute de repos est segmentée par les repas, qui sont pris à table d'hôte à l'hôtel. Avant et après le repas, les malades font une promenade quand le médecin l'autorise, puis ils reviennent *à la cure* à heure fixe. Inutile de dire que les galeries, dont les parois vitrées sont mobiles, sont largement ouvertes, entr'ouvertes ou fermées, selon la température et la direction du vent ; que les précautions les plus minutieuses d'antisepsie sont prises pour la désinfection des galeries, des meubles, des crachoirs, du linge, etc.

Pendant la nuit, le malade reste soumis encore à la discipline. En tout temps et en toute saison, il doit dormir la fenêtre plus ou moins ouverte. Des précautions sont prises contre l'action directe de l'air froid. Un rideau est interposé entre le lit et la fenêtre. De plus, le malade se couvre de flanelle. La fenêtre de la chambre ne sera fermée que le matin, au moment du lever. On allumera alors du feu dans la chambre s'il est nécessaire.

Pendant le dernier hiver et par un froid de — 14°, encore inconnu dans ces régions, les malades ont parfaitement supporté ces dernières prescriptions.

La médication par l'air commence à être partout un peu connue du public, mais ce n'est pas sans arrière-pensée et sans méfiance que les gens du pays l'ont vu appliquer.

A Prades, la petite ville voisine, les réflexions allaient leur train et les malades de M. Sabourin n'étaient ni plus ni moins que des faux malades, des malades payés pour dormir la fenêtre ouverte en plein hiver et pour se soigner en bien mangeant.

Il faut remarquer que notre confrère jouit de la plus entière liberté pour organiser l'établissement suivant les données de la science. Les architectes sont sous sa direction. Au *Sanatorium*, c'est le médecin qui commande : du haut en bas de l'échelle, *les employés lui obéissent et le respectent et même le saluent !* La chose est si peu dans nos habitudes hospitalières qu'un médecin ne peut pas la passer sous silence.

Le *Sanatorium* sera dans fort peu de temps complètement organisé ; mais tel qu'il est, il rend déjà de grands services. Le Directeur se propose de publier prochainement les résultats obtenus. Nous y verrons que nous n'avons rien à demander aux pays voisins, et pour notre part, tout en souhaitant de grands succès au Vernet, nous espérons que d'autres établissements similaires vont se fonder en France. Il n'y en aura jamais assez. Peut-être aussi arrivera-t-il un moment où l'Assistance publique se préoccupera des phthisiques pauvres qui viennent mourir dans les hôpitaux des villes; peut-être leur élèvera-t-on aussi un jour des *Sanatoria* de planches dans la montagne, au lieu de construire des Hôtels-Dieu de pierres de taille dans les villes.

En parcourant le parc et le jardin d'hiver du Vernet, en visitant les galeries, les kiosques, en notant dans notre mémoire les détails de l'organisation du *Sanatorium*, qui, tous, tendent au bien-être des malades, nous nous rappelions le coin de la salle d'hôpital où sont relégués les pauvres phthisiques, tristes, délaissés, auxquels le Médecin ne peut rien faire et pour lesquels l'administration ne fait rien. On dit qu'au *Sanatorium*, la gaieté est endémique parmi les malades, et je le crois sans peine, puisqu'ils y sont améliorés et même guéris. La phthisie du pauvre est plus rebelle. Qu'importe! Où est le grand capitaliste, ambitieux de devenir un grand philanthrope, et qui fondera le premier un *Sanatorium* pour les pauvres, ne serait-ce que pour les soulager un peu et alléger leur tristesse? celui-là serait un bienfaiteur de la patrie.

Avant de terminer cet article, je dois remercier d'une manière spéciale M. Rous, de Prades, qui s'est fait avec une obligeance à toute épreuve notre guide dans la montagne. Grâce à lui, nous avons pu visiter plusieurs points voisins du Vernet et entre autres, l'étrange et pittoresque village de Corneilla.

Peut-être aurons-nous l'occasion de revenir sur ce sujet et de donner sur toute cette région, peu connue des touristes, des indications utiles aux malades assez valides pour voyager. Du reste, les tuberculeux ne sont pas les seuls malades qui doivent rechercher le traitement du Vernet, les chlorotiques, les dyspeptiques, les nerveux surmenés trouveraient au Vernet ce que la médecine curative ordinaire ne peut pas toujours leur donner.

Rouen. — Imprimerie Emile DESHAYS et Cⁱᵉ, rue des Carmes, 68.

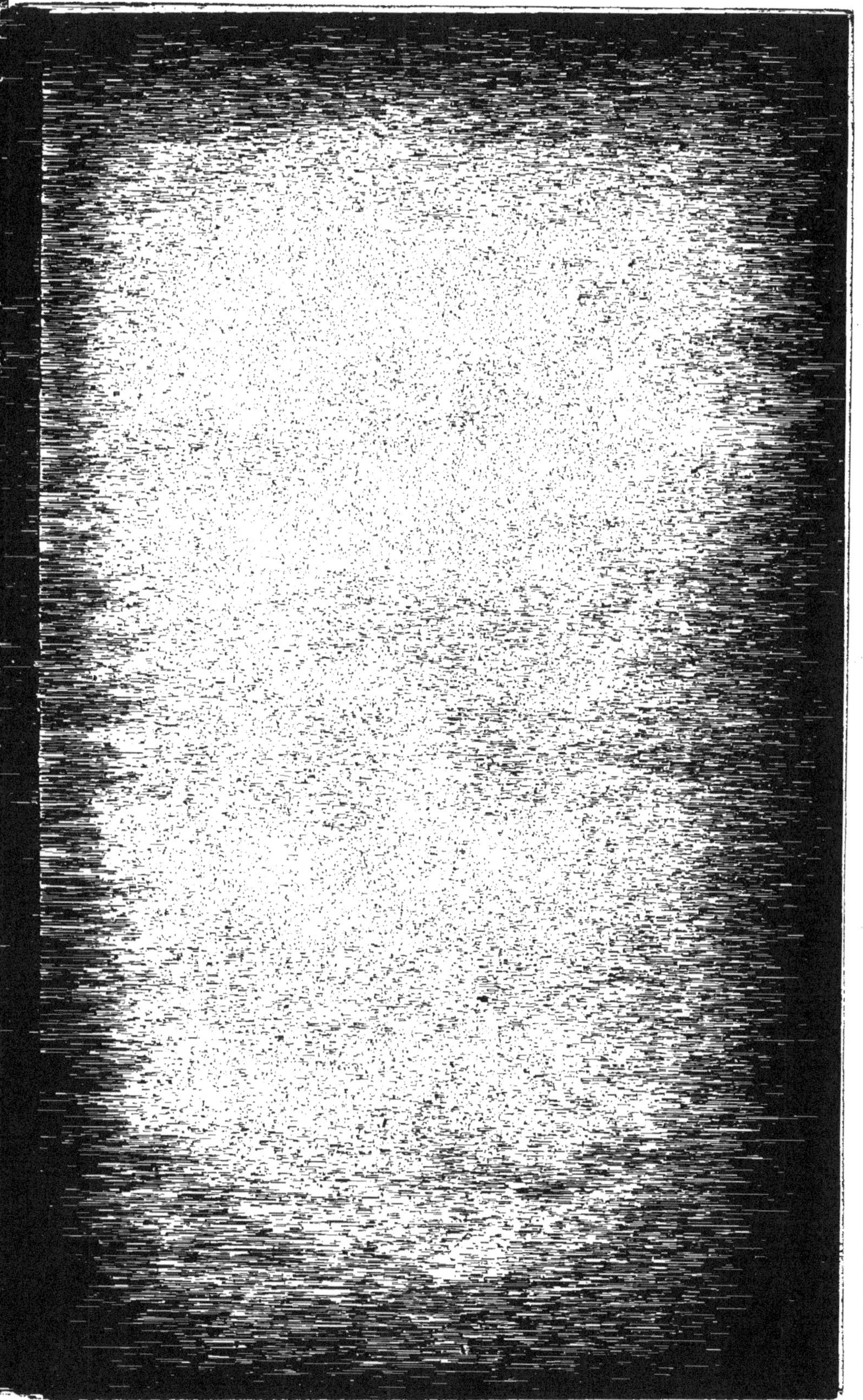

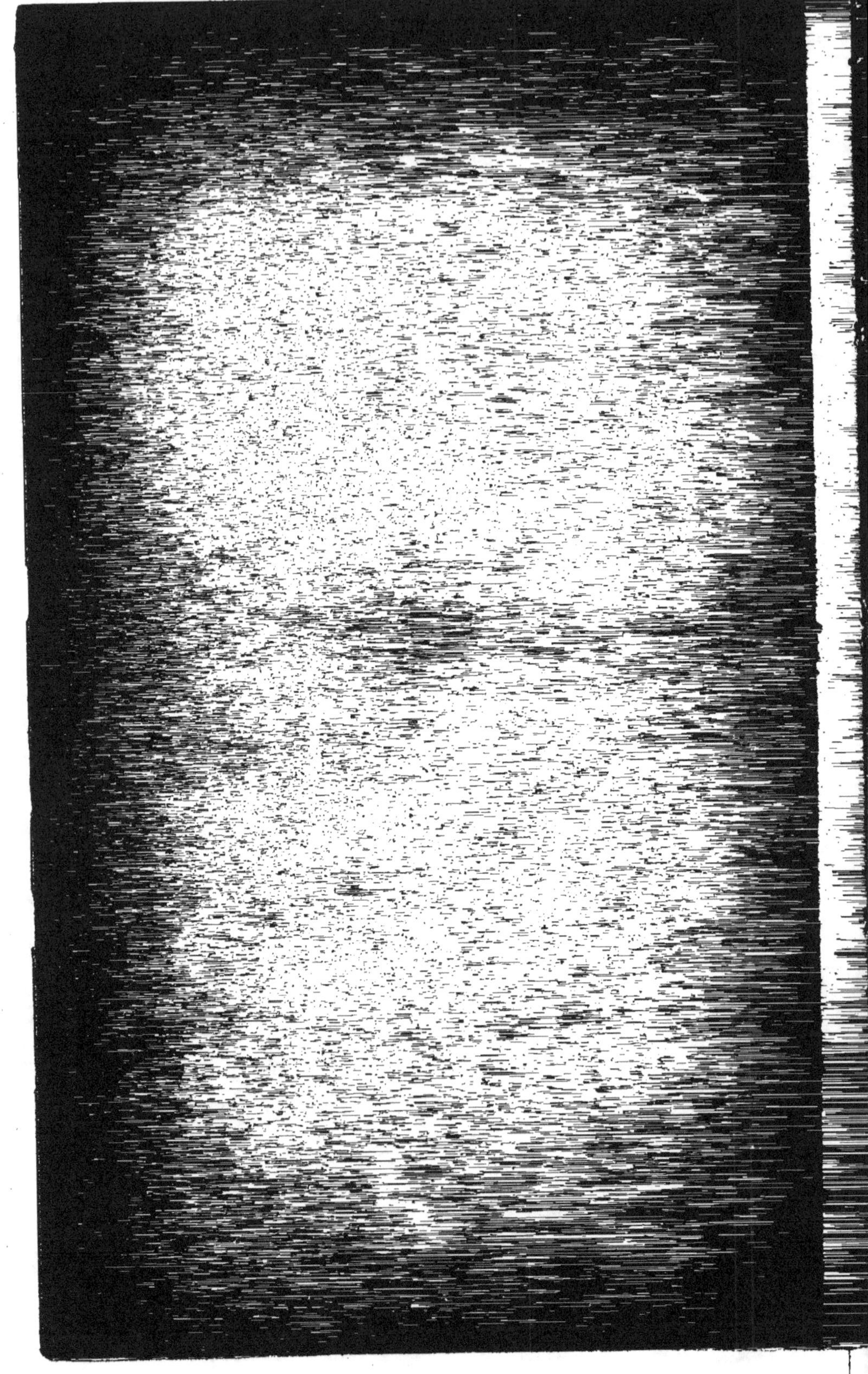